Jumalan sanaa terveydeksi

sillä ne ovat elämä sille, joka ne löytää,
ja **lääke koko hänen ruumiillensa.**
(Sananlaskujen kirja 4:22)

ja te tulette tuntemaan totuuden,
ja totuus on tekevä teidät vapaiksi.
(Johanneksen evankeliumi 8:32)

Keijo Johannes Tertsunen

Jumalan sanaa terveydeksi

Kansikuva: Metalmiku

Tässä kirjassa käytetyt raamatunpaikat ovat yleisen kirkolliskokouksen vuosina 1933/ 1938 käytäntöön ottamat suomennokset.

ISBN 978-952-93-6622-4 (nid.)
ISBN 978-952-93-6623-1 (PDF)

Sisällysluettelo

OSA 1

Uusi Testamentti

-Kaikki sairaat Hän paransi.
-Parantakaa sairaat.

Kaikki sairaat Hän paransi

Ja hän kierteli kautta koko Galilean ja opetti heidän synagoogissaan ja saarnasi valtakunnan evankeliumia ja paransi **kaikkinaisia** tauteja ja **kaikkinaista** raihnautta, mitä kansassa oli. Ja maine hänestä levisi koko Syyriaan, ja hänen **luoksensa tuotiin kaikki sairastavaiset,** monenlaisten tautien ja vaivojen rasittamat, riivatut, kuunvaihetautiset ja halvatut; ja **hän paransi heidät.**
(Matteuksen evankeliumi 4:23-24)

Mutta illan tultua tuotiin hänen tykönsä monta riivattua. Ja hän ajoi henget ulos sanalla, ja **kaikki sairaat hän paransi**; että kävisi toteen, mikä on puhuttu profeetta Esaiaan kautta, joka sanoo: **"Hän otti päällensä meidän sairautemme ja kantoi meidän tautimme".**
(Matteuksen evankeliumi 8:16-17)

Niin fariseukset lähtivät ulos ja pitivät neuvoa häntä vastaan, surmataksensa hänet. Mutta kun Jeesus huomasi sen, väistyi hän sieltä pois. Ja monet seurasivat häntä, ja **hän paransi heidät kaikki,** (Matteuksen evankeliumi 12:14-15)

Ja astuessaan maihin Jeesus näki paljon kansaa, ja hänen kävi heitä sääliksi, **ja hän paransi heidän sairaansa.** (Matteuksen evankeliumi 14:14)

Ja kun sen paikkakunnan miehet tunsivat hänet, lähettivät he sanan kaikkeen ympäristöön, ja hänen tykönsä tuotiin kaikki sairaat. Ja he pyysivät häneltä, että vain saisivat koskea hänen vaippansa tupsuun; ja **kaikki, jotka koskivat, paranivat.** (Matteuksen evankeliumi 14:35-36)

Ja hänen tykönsä tuli paljon kansaa, ja he toivat mukanaan rampoja, raajarikkoja, sokeita, mykkiä ja **paljon muita**, ja laskivat heidät hänen jalkojensa juureen; **ja hän paransi heidät**, niin että kansa ihmetteli nähdessään mykkäin puhuvan, raajarikkojen olevan terveitä, rampojen kävelevän ja sokeain näkevän; ja he ylistivät Israelin Jumalaa. (Matteuksen evankeliumi 15:30-31)

Ja suuri kansan paljous seurasi häntä, ja **hän paransi** heitä siellä. (Matteuksen evankeliumi 19:2)

7

Ja hänen tykönsä pyhäkössä tuli sokeita ja rampoja, ja **hän paransi heidät.** (Matteuksen evankeliumi 21:14)

Auringon laskiessa kaikki, joilla oli sairaita, mikä missäkin taudissa, veivät ne hänen tykönsä. Ja hän pani kätensä heidän itsekunkin päälle ja **paransi heidät.** (Luukkaan evankeliumi 4:40)

Ja eräänä päivänä, kun hän opetti, istui siinä fariseuksia ja lainopettajia, joita oli tullut kaikista Galilean ja Juudean kylistä ja Jerusalemista; ja Herran voima vaikutti, niin että **hän paransi sairaat.** (Luukkaan evankeliumi 5:17)

Ja kaikki kansa tahtoi päästä koskettamaan häntä, koska hänestä lähti voima, joka **paransi kaikki.** (Luukkaan evankeliumi 6:19)

Mutta kun kansa sai sen tietää, seurasivat he häntä; ja hän otti heidät vastaan ja puhui heille Jumalan valtakunnasta ja **teki terveiksi ne, jotka parantamista tarvitsivat.** (Luukkaan evankeliumi 9:11)

Ja kuljettuaan yli toiselle rannalle he tulivat Gennesaretiin ja laskivat maihin. Ja heidän noustessaan venheestä kansa heti tunsi hänet; ja he riensivät kiertämään koko sitä paikkakuntaa **ja rupesivat vuoteilla kantamaan sairaita sinne, missä kuulivat hänen olevan.** Ja missä vain hän meni kyliin tai kaupunkeihin tai maataloihin, asetettiin sairaat aukeille paikoille ja pyydettiin häneltä, että he saisivat koskea edes hänen vaippansa tupsuun. Ja **kaikki, jotka koskivat häneen, tulivat terveiksi.** (Markuksen evankeliumi 6:53-56)

Parantakaa sairaat

Parantakaa sairaita, herättäkää kuolleita, puhdistakaa pitalisia, ajakaa ulos riivaajia. Lahjaksi olette saaneet, lahjaksi antakaa. (Matteuksen evankeliumi 10:8)

Ja mihin kaupunkiin te tulettekin, missä teidät otetaan vastaan, syökää, mitä eteenne pannaan, ja **parantakaa sairaat** siellä ja sanokaa heille: 'Jumalan valtakunta on tullut teitä lähelle'. (Luukkaan evankeliumi 10:8-9)

Ja nämä merkit seuraavat niitä, jotka uskovat: minun nimessäni he ajavat ulos riivaajia, puhuvat uusilla kielillä, nostavat käsin käärmeitä, ja jos he juovat jotakin kuolettavaa, ei se heitä vahingoita; **he panevat kätensä sairasten päälle, ja ne tulevat terveiksi."** (Markuksen evankeliumi 16:17-18)

Totisesti, totisesti minä sanon teille: joka uskoo minuun, myös hän on tekevä niitä tekoja, joita minä teen, ja suurempiakin, kuin ne ovat, hän on tekevä; sillä minä menen Isän tykö, (Johanneksen evankeliumi 14:12)

OSA 2

-Minä olen aina sama.

-Jumalalle on kaikki mahdollista.

Minä olen aina sama

Ei Jumala ole ihminen, niin että hän valhettelisi, eikä ihmislapsi, että hän katuisi. Sanoisiko hän jotakin eikä sitä tekisi, puhuisiko jotakin eikä sitä täyttäisi? (4 Mooseksen kirja 23:19)

Kuka on tämän tehnyt ja toimittanut? Hän, joka alusta asti kutsuu sukupolvet esiin: minä, **Herra, joka olen ensimmäinen ja viimeisten luona vielä sama**. (Jesajan kirja 41:4)

Te olette minun todistajani, sanoo Herra, minun palvelijani, jonka minä olen valinnut, **jotta te tuntisitte minut ja uskoisitte minuun ja ymmärtäisitte, että minä se olen. Ennen minua ei ole luotu yhtäkään jumalaa, eikä minun jälkeeni toista tule. Minä, minä olen Herra, eikä ole muuta pelastajaa, kuin minä.** Minä olen ilmoittanut, olen pelastanut ja julistanut, eikä ollut vierasta jumalaa teidän keskuudessanne. Te olette minun todistajani, sanoo Herra, ja minä olen Jumala. Tästedeskin minä olen sama. Ei kukaan voi vapauttaa minun kädestäni; minkä minä teen, kuka sen peruuttaa? (Jesajan kirja 43:10-13)

Teidän vanhuuteenne asti minä olen sama, hamaan harmaantumiseenne saakka minä kannan; niin minä olen tehnyt, ja vastedeskin minä nostan, minä kannan ja pelastan.
(Jesajan kirja 46:4)

Kuule minua, Jaakob, ja sinä, Israel, jonka minä olen kutsunut: **Minä olen aina sama, minä olen ensimmäinen, minä olen myös viimeinen**.
(Jesajan kirja 48:12)

Sillä minä, Herra, en muutu,
(Malakian kirja 3:6)

Jeesus Kristus on sama eilen ja **tänään** ja iankaikkisesti.
(Kirje heprealaisille 13:8)

Jumalalle on kaikki mahdollista

Onko mikään Herralle mahdotonta? Tähän aikaan minä palaan luoksesi tulevana vuonna, ja Saaralla on silloin poika."
(1 Mooseksen kirja 18:14)

"Oi Herra, Herra! Katso, sinä olet tehnyt taivaan ja maan suurella voimallasi ja ojennetulla käsivarrellasi: **ei mikään ole sinulle mahdotonta**;
(Jeremian kirja 32:17)

"Katso, minä olen Herra, kaiken lihan Jumala; **onko minulle mitään mahdotonta?**
(Jeremian kirja 32:27)

Niin Jeesus katsoi heihin ja sanoi heille: "Ihmisille se on mahdotonta, mutta **Jumalalle on kaikki mahdollista".**
(Matteuksen evankeliumi 19:26)

Niin Jeesus sanoi hänelle: "'Jos voit!' **Kaikki on mahdollista sille, joka uskoo".**
(Markuksen evankeliumi 9:23)

Jeesus katsoi heihin ja sanoi: "Ihmisille se on mahdotonta, mutta ei Jumalalle; **sillä Jumalalle on kaikki mahdollista"**.
(Markuksen evankeliumi 10:27)

sillä **Jumalalle ei mikään ole mahdotonta."**
(Luukkaan evankeliumi 1:37)

Mutta hän sanoi: "**Mikä ihmisille on mahdotonta, se on Jumalalle mahdollista"**.
(Luukkaan evankeliumi 18:27)

OSA 3

-Pitalinen mies.

-Sadanpäämiehellä oli palvelija.

-Mies, jonka käsi oli kuivettunut.

-Kuunvaihetautinen.

-Nainen, joka kaksitoista vuotta
oli sairastanut verenjuoksua.

-Nainen, jossa oli ollut heikkouden henki.

-Sokea kerjäläinen, Bartimeus.

-Hän tarttui sokean käteen.

-Syntymästään saakka oli ollut sokea.

-Mykkä, sokea ja mykkä, kuuro.

-He tulivat tuoden Hänen tykönsä halvattua.

-Mies joka oli sairastanut 38 vuotta.

Pitalinen mies

Ja katso, tuli pitalinen mies ja kumartui maahan hänen eteensä ja sanoi: "Herra, **jos tahdot**, niin sinä voit minut puhdistaa". Niin hän ojensi kätensä, kosketti häntä ja sanoi: "**Minä tahdon**; puhdistu". Ja kohta hän puhdistui pitalistaan. Ja Jeesus sanoi hänelle: "Katso, ettet puhu tästä kenellekään; vaan mene ja näytä itsesi papille, ja uhraa lahja, jonka Mooses on säätänyt, todistukseksi heille".
(Matteuksen evankeliumi 8:2-4)

Ja hänen tykönsä tuli pitalinen mies, rukoili häntä, polvistui ja sanoi hänelle: "Jos tahdot, niin sinä voit minut puhdistaa". Niin **Jeesuksen kävi häntä sääliksi**, ja ojentaen kätensä hän kosketti häntä ja sanoi hänelle: "Minä tahdon; puhdistu". Ja kohta pitali lähti hänestä, ja hän puhdistui. Ja varoittaen häntä ankarasti hän laski hänet heti menemään
(Markuksen evankeliumi 1:40-43)

Sadanpäämiehellä oli palvelija

Ja eräällä sadanpäämiehellä oli palvelija, joka sairasti ja oli kuolemaisillaan ja jota hän piti suuressa arvossa. Ja kuultuaan Jeesuksesta hän lähetti juutalaisten vanhimpia hänen tykönsä ja pyysi, että hän tulisi parantamaan hänen palvelijansa. Kun nämä saapuivat Jeesuksen tykö, pyysivät he häntä hartaasti ja sanoivat: "Hän ansaitsee, että teet hänelle tämän; sillä hän rakastaa meidän kansaamme, ja hän on rakentanut meille synagoogan". Niin Jeesus lähti heidän kanssansa. Mutta kun hän ei enää ollut kaukana talosta, lähetti sadanpäämies ystäviänsä sanomaan hänelle: "Herra, älä vaivaa itseäsi, sillä en minä ole sen arvoinen, että tulisit minun kattoni alle; sentähden en katsonutkaan itseäni arvolliseksi tulemaan sinun luoksesi; vaan **sano sana**, niin minun palvelijani paranee. Sillä minä itsekin olen toisen vallan alaiseksi asetettu, ja minulla on sotamiehiä käskettävinäni, ja minä sanon tälle: 'Mene', ja hän menee, ja toiselle: 'Tule', ja hän tulee, ja palvelijalleni: 'Tee tämä', ja hän tekee."
Tämän kuultuaan Jeesus ihmetteli häntä, kääntyi ja sanoi kansalle, joka häntä seurasi:

"Minä sanon teille: en ole Israelissakaan löytänyt näin suurta uskoa." Ja taloon palatessaan lähettiläät tapasivat palvelijan terveenä.
(Luukkaan evankeliumi 7:2-10)

Mies, jonka käsi oli kuivettunut

Ja katso, siellä oli mies, jonka käsi oli
kuivettunut. Niin he kysyivät häneltä sanoen:
"Onko luvallista sapattina parantaa?"
voidaksensa nostaa syytteen häntä vastaan. Niin
hän sanoi heille: "Kuka teistä on se mies, joka ei,
jos hänen ainoa lampaansa putoaa sapattina
kuoppaan, tartu siihen ja nosta sitä ylös? **Kuinka
paljon suurempiarvoinen onkaan ihminen
kuin lammas!** Sentähden on lupa tehdä sapattina
hyvää." Sitten hän sanoi miehelle: "Ojenna
kätesi!" Ja hän ojensi; ja se tuli entiselleen,
terveeksi niinkuin toinenkin. Niin fariseukset
lähtivät ulos ja pitivät neuvoa häntä vastaan,
surmataksensa hänet. Mutta kun Jeesus huomasi
sen, väistyi hän sieltä pois. Ja monet seurasivat
häntä, ja **hän paransi heidät kaikki,**
(Matteuksen evankeliumi 12:10-15)

Kuunvaihetautinen

Ja kun he saapuivat kansan luo, tuli hänen tykönsä muuan mies, polvistui hänen eteensä ja sanoi: "Herra, armahda minun poikaani, sillä hän on kuunvaihetautinen ja kärsii kovin; usein hän kaatuu, milloin tuleen, milloin veteen. **Ja minä toin hänet sinun opetuslastesi tykö, mutta he eivät voineet häntä parantaa.**" Niin Jeesus vastasi ja sanoi: "Voi sinä epäuskoinen ja nurja sukupolvi, kuinka kauan minun täytyy olla teidän kanssanne? Kuinka kauan kärsiä teitä? Tuokaa hänet tänne minun tyköni." Ja **Jeesus nuhteli riivaajaa, ja se lähti pojasta, ja poika oli siitä hetkestä terve.** Sitten opetuslapset menivät Jeesuksen tykö eriksensä ja sanoivat: "Miksi emme me voineet ajaa sitä ulos?" Niin hän sanoi heille: "Teidän epäuskonne tähden; sillä totisesti minä sanon teille: jos teillä olisi uskoa sinapinsiemenenkään verran, niin te voisitte sanoa tälle vuorelle: 'Siirry täältä tuonne', ja se siirtyisi, eikä mikään olisi teille mahdotonta".
(Matteuksen evankeliumi 17:14-20)

Nainen, joka kaksitoista vuotta
oli sairastanut verenjuoksua

Ja siellä oli nainen, joka kaksitoista vuotta oli sairastanut verenjuoksua ja **lääkäreille kuluttanut kaiken omaisuutensa, eikä kukaan ollut voinut häntä parantaa**. Tämä lähestyi takaapäin ja kosketti hänen vaippansa tupsua, ja heti hänen verenjuoksunsa asettui. Ja Jeesus sanoi: "Kuka minuun koski?" Mutta kun kaikki kielsivät, sanoi Pietari ja ne, jotka olivat hänen kanssaan: "Mestari, väentungos ahdistaa ja pusertaa sinua". Mutta Jeesus sanoi: "Joku minuun koski; sillä minä tunsin, että voimaa lähti minusta". Kun nainen näki, ettei hän pysynyt salassa, tuli hän vavisten, lankesi hänen eteensä ja ilmoitti kaiken kansan kuullen, mistä syystä hän oli koskenut häneen ja kuinka hän oli kohta tullut terveeksi. Niin hän sanoi hänelle: "Tyttäreni, uskosi on sinut pelastanut; mene rauhaan".
(Luukkaan evankeliumi 8:43-48)

Nainen, jossa oli ollut heikkouden henki

Ja katso, siellä oli nainen, jossa oli ollut **heikkouden henki** kahdeksantoista vuotta, ja hän oli koukistunut ja täydelleen kykenemätön oikaisemaan itseänsä. Hänet nähdessään Jeesus kutsui hänet luoksensa ja sanoi hänelle: "**Nainen, sinä olet päässyt heikkoudestasi**", ja pani kätensä hänen päälleen. Ja heti hän oikaisi itsensä suoraksi ja ylisti Jumalaa. Mutta synagoogan esimies, joka närkästyi siitä, että Jeesus paransi sapattina, rupesi puhumaan ja sanoi kansalle: "Kuusi päivää on, joina tulee työtä tehdä; tulkaa siis niinä päivinä parannuttamaan itseänne, älkääkä sapatinpäivänä". Mutta Herra vastasi hänelle ja sanoi: "Te ulkokullatut, eikö jokainen teistä sapattina päästä härkäänsä tai aasiansa seimestä ja vie sitä juomaan? Ja tätä naista, joka on Aabrahamin tytär ja jota **saatana on pitänyt sidottuna, katso, jo kahdeksantoista vuotta**, tätäkö ei olisi pitänyt päästää siitä siteestä sapatinpäivänä?"
(Luukkaan evankeliumi 13:11-16)

Sokea kerjäläinen, Bartimeus

Ja he tulivat Jerikoon. Ja kun hän vaelsi Jerikosta opetuslastensa ja suuren väkijoukon seuraamana, istui sokea kerjäläinen, Bartimeus, Timeuksen poika, tien vieressä. Ja kun hän kuuli, että se oli Jeesus Nasaretilainen, rupesi hän huutamaan ja sanomaan: "Jeesus, Daavidin poika, armahda minua". Ja monet nuhtelivat häntä saadakseen hänet vaikenemaan. **Mutta hän huusi vielä enemmän: "Daavidin poika, armahda minua".** Silloin Jeesus seisahtui ja sanoi: "Kutsukaa hänet tänne". Ja he kutsuivat sokean, sanoen hänelle: "Ole turvallisella mielellä, nouse; hän kutsuu sinua". Niin hän heitti vaippansa päältään, kavahti seisomaan ja tuli Jeesuksen tykö. Ja Jeesus puhutteli häntä sanoen: "Mitä tahdot, että minä sinulle tekisin?" Niin sokea sanoi hänelle: "Rabbuuni, että saisin näköni jälleen". Niin Jeesus sanoi hänelle: **"Mene, sinun uskosi on sinut pelastanut". Ja kohta hän sai näkönsä ja seurasi häntä tiellä.**
(Markuksen evankeliumi 10:46-52)

Hän tarttui sokean käteen

Ja he tulivat Beetsaidaan. Ja hänen tykönsä
tuotiin sokea, ja he pyysivät, että hän koskisi
häneen. Niin hän tarttui sokean käteen, talutti
hänet kylän ulkopuolelle, sylki hänen silmiinsä ja
pani kätensä hänen päälleen ja kysyi häneltä:
"Näetkö mitään?" Tämä katsahti ylös ja sanoi:
"Näen ihmiset, sillä minä erotan käveleviä, ne
ovat puiden näköisiä". **Sitten hän taas pani
kätensä hänen silmilleen; ja nyt mies näki
tarkkaan ja oli parantunut ja näki kaikki
aivan selvästi.**
(Markuksen evankeliumi 8:22-25)

Syntymästään saakka oli ollut sokea

Ja ohi kulkiessaan hän näki miehen, joka
syntymästään saakka oli ollut sokea. Ja hänen
opetuslapsensa kysyivät häneltä sanoen: "Rabbi,
kuka teki syntiä, tämäkö vai hänen vanhempansa,
että hänen piti sokeana syntymän?" Jeesus
vastasi: "Ei tämä tehnyt syntiä eivätkä hänen
vanhempansa, vaan Jumalan tekojen piti tuleman
hänessä julki. Niin kauan kuin päivä on, tulee
meidän tehdä hänen tekojansa, joka on minut
lähettänyt; tulee yö, jolloin ei kukaan voi työtä
tehdä. Niin kauan kuin minä maailmassa olen,
olen minä maailman valkeus." Tämän sanottuaan
hän sylki maahan ja teki syljestä tahtaan ja siveli
tahtaan hänen silmilleen ja sanoi hänelle: "Mene
ja peseydy Siiloan lammikossa" - se on
käännettynä: lähetetty. - Niin hän meni ja
peseytyi ja palasi näkevänä.
(Johanneksen evankeliumi 9:1-7)

Mykkä, sokea ja mykkä, kuuro.

Ja **kun riivaaja oli ajettu ulos, niin mykkä puhui**, ja kansa ihmetteli sanoen: "Tällaista ei ole Israelissa ikinä nähty".
(Matteuksen evankeliumi 9:33)

Silloin tuotiin hänen tykönsä riivattu mies, joka oli sokea ja mykkä, ja hän paransi hänet, niin että **mykkä puhui ja näki**.
(Matteuksen evankeliumi 12:22)

Ja hänen tykönsä tuotiin kuuro, joka oli melkein mykkä, ja he pyysivät häntä panemaan kätensä hänen päälleen. Niin hän otti hänet erilleen kansasta, pisti sormensa hänen korviinsa, sylki ja koski hänen kieleensä ja katsahti ylös taivaaseen, huokasi ja sanoi hänelle: "Effata", se on: aukene. **Niin hänen korvansa aukenivat, ja hänen kielensä side irtautui, ja hän puhui selkeästi**.
(Markuksen evankeliumi 7:32-35)

He tulivat tuoden Hänen tykönsä halvattua.

Ja muutamien päivien perästä hän taas meni
Kapernaumiin; ja kun kuultiin hänen olevan
kotona, kokoontui paljon väkeä, niin etteivät he
enää mahtuneet oven edustallekaan. Ja hän puhui
heille sanaa. Ja he tulivat tuoden hänen tykönsä
halvattua, jota kantamassa oli neljä miestä. Ja
kun he väentungokselta eivät päässeet häntä
tuomaan hänen tykönsä, purkivat he katon siltä
kohdalta, missä hän oli, ja kaivettuaan aukon
laskivat alas vuoteen, jossa halvattu makasi. Kun
Jeesus näki heidän uskonsa, sanoi hän
halvatulle: "Poikani, sinun syntisi annetaan
anteeksi". Mutta siellä istui muutamia
kirjanoppineita, ja he ajattelivat sydämessään:
"Kuinka tämä näin puhuu? Hän pilkkaa Jumalaa.
Kuka voi antaa syntejä anteeksi paitsi Jumala
yksin?" Ja heti Jeesus tunsi hengessänsä, että he
mielessään niin ajattelivat, ja sanoi heille: "Miksi
ajattelette sellaista sydämessänne? Kumpi on
helpompaa, sanoako halvatulle: 'Sinun syntisi
annetaan anteeksi', vai sanoa: 'Nouse, ota
vuoteesi ja käy'? Mutta tietääksenne, että Ihmisen
Pojalla on valta maan päällä antaa syntejä
anteeksi, niin" - **hän sanoi halvatulle** - **"minä**

sanon sinulle: nouse, ota vuoteesi ja mene kotiisi.
"Silloin hän nousi, otti kohta vuoteensa ja meni ulos kaikkien nähden, niin että kaikki hämmästyivät ja ylistivät Jumalaa sanoen: "Tämänkaltaista emme ole ikinä nähneet". (Markuksen evankeliumi 2:1-12)

Mies joka oli sairastanut 38 vuotta

Sen jälkeen oli juutalaisten juhla, ja Jeesus meni ylös Jerusalemiin. Ja Jerusalemissa on Lammasportin luona lammikko, jonka nimi hebreankielellä on Betesda, ja sen reunalla on viisi pylväskäytävää. Niissä makasi suuri joukko sairaita, sokeita, rampoja ja näivetystautisia, jotka odottivat veden liikuttamista. Ja siellä oli mies, joka oli sairastanut kolmekymmentä kahdeksan vuotta. Kun Jeesus näki hänen siinä makaavan ja tiesi hänen jo kauan aikaa sairastaneen, sanoi hän hänelle: "**Tahdotko tulla terveeksi?**" Sairas vastasi hänelle: "Herra, minulla ei ole ketään, joka veisi minut lammikkoon, kun vesi on kuohutettu; ja kun minä olen menemässä, astuu toinen sinne ennen minua". Jeesus sanoi hänelle: "**Nouse, ota vuoteesi ja käy**". **Ja mies tuli kohta terveeksi ja otti vuoteensa ja kävi**. Mutta se päivä oli sapatti. Sentähden juutalaiset sanoivat parannetulle: "Nyt on sapatti, eikä sinun ole lupa kantaa vuodetta". Hän vastasi heille: "Se, joka teki minut terveeksi, sanoi minulle: 'Ota vuoteesi ja käy'." He kysyivät häneltä: "Kuka on se mies, joka sanoi sinulle: 'Ota vuoteesi ja käy'?"

Mutta parannettu ei tiennyt, kuka se oli; sillä
Jeesus oli poistunut, kun
siinä paikassa oli paljon kansaa. Sen jälkeen
Jeesus tapasi hänet pyhäkössä ja sanoi hänelle:
**"Katso, sinä olet tullut terveeksi; älä enää
syntiä tee, ettei sinulle jotakin pahempaa
tapahtuisi"**. Niin mies meni ja ilmoitti
juutalaisille, että Jeesus oli hänet terveeksi
tehnyt. Ja sentähden juutalaiset vainosivat
Jeesusta, koska hän semmoista teki sapattina.
(Johanneksen evankeliumi 5:1-16)

OSA 4

-Rampa hamasta äitinsä kohdusta.
-Kaikki tulivat parannetuiksi.
-Aineas, Jeesus Kristus parantaa sinut.
-Rampa äitinsä kohdusta saakka.
-Heidän kättensä kautta.
-Heidät parannettiin.
-Apostolien kirjeet

Rampa hamasta äitinsä kohdusta

Ja Pietari ja Johannes menivät pyhäkköön yhdeksännellä hetkellä, rukoushetkellä. **Silloin kannettiin esille miestä, joka oli ollut rampa hamasta äitinsä kohdusta** ja jonka he joka päivä panivat pyhäkön niin kutsutun Kauniin portin pieleen anomaan almua pyhäkköön meneviltä. Nähdessään Pietarin ja Johanneksen, kun he olivat menossa pyhäkköön, hän pyysi heiltä almua. Niin Pietari ja Johannes katsoivat häneen kiinteästi, ja Pietari sanoi: "Katso meihin". Ja hän tarkkasi heitä odottaen heiltä jotakin saavansa. Niin Pietari sanoi: "Hopeaa ja kultaa ei minulla ole, **mutta mitä minulla on, sitä minä sinulle annan: Jeesuksen Kristuksen, Nasaretilaisen, nimessä, nouse ja käy.**" Ja hän tarttui hänen oikeaan käteensä ja nosti hänet ylös; ja **heti hänen jalkansa ja nilkkansa vahvistuivat**, ja hän hypähti pystyyn, seisoi ja käveli; ja hän meni heidän kanssansa pyhäkköön, käyden ja hypellen ja ylistäen Jumalaa. Ja kaikki kansa näki hänen kävelevän ja ylistävän Jumalaa; ja he tunsivat hänet siksi, joka almuja saadakseen oli istunut pyhäkön Kauniin portin pielessä, ja he olivat täynnä hämmästystä ja ihmettelyä siitä, mikä hänelle oli tapahtunut.

Ja kun hän yhä pysyttäytyi Pietarin ja Johanneksen seurassa, riensi kaikki kansa hämmästyksen vallassa heidän luoksensa niin sanottuun Salomon pylväskäytävään. Sen nähdessään Pietari rupesi puhumaan kansalle ja sanoi: "Israelin miehet, mitä te tätä ihmettelette, tai mitä te meitä noin katselette, ikäänkuin me omalla voimallamme tai hurskaudellamme olisimme saaneet hänet kävelemään. Aabrahamin ja Iisakin ja Jaakobin Jumala, meidän isiemme Jumala, on kirkastanut Poikansa Jeesuksen, jonka te annoitte alttiiksi ja kielsitte Pilatuksen edessä, kun tämä oli päättänyt hänet päästää. Te kielsitte Pyhän ja Vanhurskaan ja anoitte, että teille annettaisiin murhamies, mutta elämän ruhtinaan te tapoitte; hänet Jumala on herättänyt kuolleista, ja me olemme sen todistajat. **Ja uskon kautta hänen nimeensä on hänen nimensä vahvistanut tämän miehen, jonka te näette ja tunnette**, ja usko, jonka Jeesus vaikuttaa, on hänelle antanut hänen jäsentensä terveyden kaikkien teidän nähtenne.
(Apostolien teot 3:1-16)

Seuraavana päivän heidän hallitusmiehensä ja vanhimpansa ja kirjanoppineensa kokoontuivat Jerusalemissa, niin myös ylimmäinen pappi Hannas ja Kaifas ja Johannes ja Aleksander sekä kaikki, jotka olivat ylimmäispapillista sukua. Ja he asettivat heidät eteensä ja kysyivät: "Millä voimalla tai kenen nimeen te tämän teitte?" Silloin Pietari, Pyhää Henkeä täynnä, sanoi heille: "Kansan hallitusmiehet ja vanhimmat! Jos meitä tänään kuulustellaan sairaalle miehelle tehdystä hyvästä työstä ja siitä, kenen kautta hän on parantunut, niin olkoon teille kaikille ja koko Israelin kansalle tiettävä, että **Jeesuksen Kristuksen, Nasaretilaisen, nimen kautta, hänen, jonka te ristiinnaulitsitte, mutta jonka Jumala kuolleista herätti, hänen nimensä kautta tämä seisoo terveenä teidän edessänne.** Hän on 'se kivi, jonka te, rakentajat, hylkäsitte, mutta joka on kulmakiveksi tullut'. Eikä ole pelastusta yhdessäkään toisessa; sillä ei ole taivaan alla muuta nimeä ihmisille annettu, jossa meidän pitäisi pelastuman." Mutta kun he näkivät Pietarin ja Johanneksen rohkeuden ja havaitsivat heidän olevan koulunkäymättömiä ja oppimattomia miehiä, he ihmettelivät; ja he tunsivat heidät niiksi, jotka olivat olleet Jeesuksen kanssa.

Ja nähdessään parannetun miehen seisovan heidän kanssansa he eivät voineet mitään vastaan sanoa, vaan käskettyään heidän astua ulos neuvostosta he pitivät keskenänsä neuvoa ja sanoivat: "Mitä me teemme näille miehille? Sillä että heidän kauttansa on tapahtunut ilmeinen ihme, sen kaikki Jerusalemin asukkaat tietävät, emmekä me voi sitä kieltää. Mutta ettei se leviäisi laajemmalle kansaan, niin kieltäkäämme ankarasti heitä enää tähän nimeen puhumasta yhdellekään ihmiselle." Niin he kutsuivat heidät ja kielsivät heitä mitään puhumasta ja opettamasta Jeesuksen nimeen. Mutta Pietari ja Johannes vastasivat heille ja sanoivat: "Päättäkää itse, onko oikein Jumalan edessä kuulla teitä enemmän kuin Jumalaa; mutta me emme voi olla puhumatta siitä, mitä olemme nähneet ja kuulleet". Niin he uhkasivat heitä vielä enemmän ja päästivät heidät, koska eivät kansan tähden keksineet, miten rangaista heitä, sillä kaikki ylistivät Jumalaa siitä, mitä tapahtunut oli. Sillä **sivu neljänkymmenen oli jo vuosiltaan se mies, jossa tämä parantumisen ihme oli tapahtunut.**
(Apostolien teot 4:5-22)

Kaikki tulivat parannetuiksi

Ja apostolien kätten kautta tapahtui kansassa monta tunnustekoa ja ihmettä; ja he olivat kaikki yksimielisesti koolla Salomon pylväskäytävässä. Eikä muista kukaan uskaltanut heihin liittyä, mutta kansa piti heitä suuressa kunniassa. Ja yhä enemmän karttui niitä, jotka uskoivat Herraan, sekä miehiä että naisia suuret joukot.
Kannettiinpa sairaita kaduillekin ja pantiin vuoteille ja paareille, että Pietarin kulkiessa edes hänen varjonsa sattuisi johonkuhun heistä.
Myöskin kaupungeista Jerusalemin ympäriltä tuli paljon kansaa, ja he toivat sairaita ja saastaisten henkien vaivaamia, ja ne kaikki tulivat parannetuiksi.
(Apostolien teot 5:12-16)

Aineas, Jeesus Kristus parantaa sinut

Ja tapahtui, että Pietari, kiertäessään kaikkien luona, tuli myöskin niiden pyhien tykö, jotka asuivat Lyddassa. Siellä hän tapasi Aineas nimisen miehen, joka kahdeksan vuotta oli maannut vuoteessaan ja oli halvattu. Ja Pietari sanoi hänelle: "Aineas, **Jeesus Kristus parantaa sinut**; nouse ja korjaa vuoteesi". Ja kohta hän nousi. Ja **kaikki** Lyddan ja Saaronin asukkaat näkivät hänet; ja he **kääntyivät Herran tykö**. (Apostolien teot 9:32-35)

Rampa äitinsä kohdusta saakka

Ja Lystrassa oli mies, joka istui siellä, hervoton jaloistaan ja rampa äitinsä kohdusta saakka, eikä ollut koskaan kävellyt. **Hän kuunteli Paavalin puhetta. Ja kun Paavali loi katseensa häneen ja näki hänellä olevan uskon, että hän voi tulla terveeksi**, sanoi hän suurella äänellä: "Nouse pystyyn jaloillesi". Ja hän kavahti ylös ja käveli. (Apostolien teot 14:8-10)

Heidän kättensä kautta

Niin he oleskelivat siellä kauan aikaa ja puhuivat rohkeasti, luottaen Herraan, joka armonsa sanan todistukseksi antoi tapahtua **tunnustekoja ja ihmeitä heidän kättensä kautta.**
(Apostolien teot 14:3)

Ja Jumala teki ylen voimallisia tekoja Paavalin kätten kautta, niin että vieläpä hikiliinoja ja esivaatteita hänen iholtansa vietiin sairasten päälle, ja **taudit lähtivät heistä ja pahat henget pakenivat pois.**
(Apostolien teot 19:11-12)

Heidät parannettiin

Lähellä sitä paikkaa oli saaren ensimmäisellä miehellä, jonka nimi oli Publius, maatiloja. Hän otti meidät vastaan ja piti meitä ystävällisesti kolme päivää vierainansa. Ja Publiuksen isä makasi sairaana kuumeessa ja punataudissa; ja Paavali meni hänen luoksensa, rukoili ja pani kätensä hänen päälleen ja paransi hänet. Kun tämä oli tapahtunut, **tulivat muutkin sairaat, mitä saarella oli, ja heidät parannettiin.** (Apostolien teot 28:7-9)

Apostolien kirjeet

Jos nyt hänen Henkensä, hänen, joka herätti Jeesuksen kuolleista, asuu teissä, niin hän, joka herätti kuolleista Kristuksen Jeesuksen, **on eläväksitekevä myös teidän kuolevaiset ruumiinne Henkensä kautta, joka teissä asuu.** (Kirje roomalaisille 8:11)

Hän, joka ei säästänyt omaa Poikaansakaan, vaan antoi hänet alttiiksi kaikkien meidän edestämme, kuinka hän ei **lahjoittaisi meille kaikkea muutakin hänen kanssansa?** (Kirje roomalaisille 8:32)

Sillä Jumalan Poika, Kristus Jeesus, jota me, minä ja Silvanus ja Timoteus, olemme teidän keskellänne saarnanneet, ei tullut ollakseen "on" ja "ei", vaan hänessä tuli "on". **Sillä niin monta kuin Jumalan lupausta on,** kaikki ne ovat hänessä "on"; sentähden tulee hänen kauttaan myös niiden "amen", Jumalalle kunniaksi meidän kauttamme. (2 Kirje korinttilaisille 1:19-20)

Älä enää juo vain vettä, vaan käytä vähän viiniä vatsasi tähden ja usein uudistuvien vaivojesi vuoksi. (1 Kirje Timoteukselle 5:23)

joka "itse kantoi meidän syntimme" ruumiissansa ristinpuuhun, että me, synneistä pois kuolleina, eläisimme vanhurskaudelle; **ja hänen "haavainsa kautta te olette paratut".**
(1 Pietarin kirje 2:24)

Jos joku teistä sairastaa, kutsukoon tykönsä seurakunnan vanhimmat, ja he rukoilkoot hänen edestään, voidellen häntä öljyllä Herran nimessä. **Ja uskon rukous pelastaa sairaan**, ja Herra antaa hänen nousta jälleen; ja jos hän on syntejä tehnyt, niin ne annetaan hänelle anteeksi. Tunnustakaa siis toisillenne syntinne ja **rukoilkaa toistenne puolesta, että te parantuisitte**; vanhurskaan rukous voi paljon, kun se on harras.
(Jaakobin kirje 5:14-16)

Rakkaani, minä toivotan sinulle, että kaikessa menestyt ja **pysyt terveenä**, niinkuin sielusikin menestyy.
(3 Johanneksen kirje 1:2)

OSA 5

Vanha Testamentti

-Aabraham ja Iisak
-Mooses
-Mirjam
-Vaskikäärme
-Hiskia
-Naeman
-Aasa
-Jerobeam
-Psalmit
-Jesaja 53

Aabraham ja Iisak

Niin anna nyt miehelle hänen vaimonsa takaisin, sillä **hän on profeetta, ja hän on rukoileva sinun puolestasi, että saisit elää.** Mutta jollet anna häntä takaisin, niin tiedä, että olet kuolemalla kuoleva, **sinä ja kaikki sinun omaisesi."**
(1 Mooseksen kirja 20:7)

Mutta Aabraham rukoili Jumalaa, ja Jumala paransi Abimelekin ja hänen vaimonsa ja hänen orjattarensa, niin että he synnyttivät lapsia. Sillä Herra oli sulkenut jokaisen kohdun Abimelekin huoneessa Saaran, Aabrahamin vaimon, tähden.
(1 Mooseksen kirja 20:17-18)

Ja **Iisak rukoili Herraa vaimonsa puolesta,** sillä tämä oli hedelmätön. Ja Herra kuuli hänen rukouksensa, ja hänen vaimonsa Rebekka tuli raskaaksi.
(1 Mooseksen kirja 25:21)

Mooses

Hän sanoi: "Jos sinä kuulet Herraa, Jumalaasi, ja teet, mikä on oikein hänen silmissänsä, tarkkaat hänen käskyjänsä ja noudatat kaikkea hänen lakiansa, niin minä en pane sinun kärsittäväksesi yhtäkään niistä vaivoista, jotka olen pannut egyptiläisten kärsittäviksi, **sillä minä olen Herra, sinun parantajasi"**.
(2 Mooseksen kirja 15:26)

Ja Herra on poistava sinusta kaikki sairaudet; ei ainoatakaan Egyptin kovista taudeista, jotka sinä tunnet, hän ole paneva sinun kärsittäväksesi, vaan hän antaa niiden tulla kaikkiin niihin, jotka sinua vihaavat.
(5 Mooseksen kirja 7:15)

Ja Mooses oli kuollessaan sadan kahdenkymmenen vuoden vanha, mutta **hänen silmänsä eivät olleet hämärtyneet, eikä hänen elinvoimansa ollut kadonnut.**
(5 Mooseksen kirja 34:7)

Mirjam

Mutta Mirjam ja Aaron parjasivat Moosesta
etiopialaisen naisen tähden, jonka hän oli ottanut
vaimokseen; sillä hän oli ottanut vaimokseen
etiopialaisen naisen. Ja he sanoivat: "Ainoastaan
Mooseksen kauttako Herra puhuu? Eikö hän
puhu myös meidän kauttamme?" Ja Herra kuuli
sen. Mutta Mooses oli sangen nöyrä mies,
nöyrempi kuin kukaan muu ihminen maan päällä.
Niin Herra sanoi äkisti Moosekselle ja Aaronille
ja Mirjamille: "Menkää te kaikki kolme
ilmestysmajalle". Ja he menivät kaikki kolme
sinne. Silloin Herra astui alas pilvenpatsaassa,
asettui majan ovelle ja kutsui Aaronia ja
Mirjamia; molemmat menivät sinne. Ja Herra
sanoi: "Kuulkaa minun sanani. Jos
keskuudessanne on profeetta, niin minä ilmestyn
hänelle näyssä, puhun hänen kanssaan unessa.
Niin ei ole minun palvelijani Mooses, hän on
uskollinen koko minun talossani; hänen kanssaan
minä puhun suusta suuhun, avoimesti enkä
peitetyin sanoin, ja hän saa katsella Herran
muotoa. Miksi ette siis peljänneet puhua minun
palvelijaani Moosesta vastaan?" Ja Herran viha
syttyi heitä kohtaan, ja hän meni pois. Kun pilvi
oli poistunut majan päältä, niin katso,

Mirjam oli lumivalkea pitalista; ja Aaron kääntyi Mirjamiin päin, ja katso, tämä oli pitalinen. Silloin Aaron sanoi Moosekselle: "Oi, herrani! Älä pane meidän päällemme syntiä, jonka olemme tyhmyydessä tehneet. Älä anna hänen jäädä kuolleen sikiön kaltaiseksi, jonka ruumis on puoleksi mädännyt, kun se äitinsä kohdusta tulee." **Silloin Mooses huusi Herran puoleen sanoen: "Oi, Jumala! Paranna hänet!"**
(4 Mooseksen kirja 12:1-13)

Vaskikäärme

Ja kansa puhui Jumalaa ja Moosesta vastaan: "Minkätähden te johdatitte meidät pois Egyptistä kuolemaan erämaahan? Eihän täällä ole leipää eikä vettä, ja me olemme kyllästyneet tähän huonoon ruokaan." Silloin Herra lähetti kansan sekaan myrkkykäärmeitä, jotka purivat kansaa, niin että paljon kansaa Israelista kuoli. Niin kansa tuli Mooseksen luo, ja he sanoivat:"Me teimme syntiä, kun puhuimme Herraa ja sinua vastaan. Rukoile Herraa, että hän poistaa käärmeet meidän kimpustamme." Ja Mooses rukoili kansan puolesta. Silloin Herra sanoi Moosekselle: **"Tee itsellesi käärme ja pane se tangon päähän, niin jokainen purtu, joka siihen katsoo, jää eloon"**. Niin Mooses teki vaskikäärmeen ja pani sen tangon päähän; jos ketä käärmeet sitten purivat ja tämä katsoi vaskikäärmeeseen, niin hän jäi eloon.
(4 Mooseksen kirja 21:5-9)

Ja niinkuin Mooses ylensi käärmeen erämaassa, niin pitää Ihmisen Poika ylennettämän, että **jokaisella**, joka häneen uskoo, olisi iankaikkinen elämä. (Johanneksen evankeliumi 3:14-15)

Hiskia

Niihin aikoihin Hiskia sairastui ja oli
kuolemaisillaan. Niin hän rukoili Herraa, ja hän
vastasi hänelle ja antoi hänelle tapahtua ihmeen.
(2 Aikakirja 32:24)

Niihin aikoihin Hiskia sairastui ja oli
kuolemaisillansa; ja profeetta Jesaja, Aamoksen
poika, tuli hänen tykönsä ja sanoi hänelle: "Näin
sanoo Herra: Toimita talosi; sillä sinä kuolet etkä
enää parane". Niin hän käänsi kasvonsa seinään
päin ja rukoili Herraa sanoen: "Oi Herra, muista,
kuinka minä olen vaeltanut sinun edessäsi
uskollisesti ja ehyellä sydämellä ja tehnyt sitä,
mikä on hyvää sinun silmissäsi!" Ja Hiskia itki
katkerasti. Mutta Jesaja ei ollut vielä lähtenyt
keskimmäiseltä esipihalta, kun hänelle tuli tämä
Herran sana: "Palaja takaisin ja sano Hiskialle,
minun kansani ruhtinaalle: 'Näin sanoo Herra,
sinun isäsi Daavidin Jumala: Minä olen kuullut
sinun rukouksesi, olen nähnyt sinun kyyneleesi.
Katso, minä parannan sinut: jo kolmantena
päivänä sinä menet Herran temppeliin. Ja minä
lisään sinulle ikää viisitoista vuotta. Ja minä
pelastan sinut ja tämän kaupungin Assurin
kuninkaan käsistä.

Minä varjelen tätä kaupunkia itseni tähden ja palvelijani Daavidin tähden.'" (2 Kuninkaiden kirja 20:1-6)

Hiskian, Juudan kuninkaan, kirjoittama laulu, kun hän oli ollut sairaana ja toipunut taudistansa: "Minä sanoin: Kesken rauhallisten päivieni minun on mentävä tuonelan porteista; jäljellä olevat vuoteni on minulta riistetty pois. Minä sanoin: En saa minä enää nähdä Herraa, Herraa elävien maassa, en enää ihmisiä katsella manalan asukasten joukossa. Minun majani puretaan ja viedään minulta pois niinkuin paimenen teltta; olen kutonut loppuun elämäni, niinkuin kankuri kankaansa, minut leikataan irti loimentutkaimista. Ennenkuin päivä yöksi muuttuu, sinä teet minusta lopun. Minä viihdyttelin itseäni aamuun asti - niinkuin leijona hän murskaa kaikki minun luuni; ennenkuin päivä yöksi muuttuu, sinä teet minusta lopun. Niinkuin pääskynen, niinkuin kurki minä kuikutan, minä kujerran kuin kyyhkynen; hiueten katsovat minun silmäni korkeuteen: Herra, minulla on ahdistus, puolusta minua. Mitä nyt sanonkaan? Hän lupasi minulle ja täytti myös: minä vaellan hiljaisesti kaikki elämäni vuodet sieluni murheen tähden. Herra, tämänkaltaiset

ovat elämäksi, ja niissä on koko minun henkeni elämä. **Sinä teet minut terveeksi**; anna minun elää. Katso, onneksi muuttui minulle katkera murhe: sinä rakastit minun sieluani, nostit sen kadotuksen kuopasta, sillä sinä heitit kaikki minun syntini selkäsi taa. Sillä ei tuonela sinua kiitä, ei kuolema sinua ylistä; eivät hautaan vaipuneet pane sinun totuuteesi toivoansa. Elävät, elävät sinua kiittävät, niinkuin minä tänä päivänä; isä ilmoittaa lapsillensa sinun totuutesi. Herra on minun auttajani. Minun kanteleeni soittoja soittakaamme kaikkina elinpäivinämme Herran temppelissä." **Ja Jesaja käski tuoda viikunakakkua ja hautoa paisetta, että hän tulisi terveeksi.**
(Jesajan kirja 38:9-21)

Naeman

Naeman, Aramin kuninkaan sotapäällikkö, oli
herransa hyvin arvossa pitämä ja suurta
kunnioitusta nauttiva mies, sillä hänen kauttansa
Herra oli antanut Aramille voiton; ja hän oli
sotaurho, mutta pitalitautinen. Kerran olivat
aramilaiset menneet ryöstöretkelle ja tuoneet
Israelin maasta vankina pienen tytön, joka joutui
palvelukseen Naemanin puolisolle. Tyttö sanoi
emännällensä: "**Oi, jospa herrani kävisi
profeetan luona Samariassa! Hän kyllä
päästäisi hänet hänen pitalistansa.**" Niin
Naeman meni ja kertoi tämän herrallensa,
sanoen: "Niin ja niin on tyttö, joka on Israelin
maasta, puhunut". Aramin kuningas vastasi:
"Mene vain sinne; minä lähetän kirjeen Israelin
kuninkaalle". Niin Naeman lähti sinne ja otti
mukaansa kymmenen talenttia hopeata,
kuusituhatta sekeliä kultaa ja kymmenen
juhlapukua. Ja hän vei Israelin kuninkaalle
kirjeen, joka kuului näin: "Kun tämä kirje tulee
sinulle, niin katso, minä olen lähettänyt luoksesi
palvelijani Naemanin, että sinä päästäisit hänet
hänen pitalistansa". Kun Israelin kuningas oli
lukenut kirjeen, repäisi hän vaatteensa ja sanoi:

"Olenko minä Jumala, joka ottaa elämän ja antaa elämän, koska hän käskee minua päästämään miehen hänen pitalistansa? Ymmärtäkää ja nähkää, että hän etsii aihetta minua vastaan." Mutta kun Jumalan mies Elisa kuuli, että Israelin kuningas oli reväissyt vaatteensa, lähetti hän kuninkaalle sanan: "Miksi olet reväissyt vaatteesi? Anna hänen tulla minun luokseni, niin hän tulee tietämään, että Israelissa on profeetta." Niin Naeman tuli hevosineen ja vaunuineen ja pysähtyi Elisan talon oven eteen. Ja Elisa lähetti hänen luokseen sanansaattajan ja käski sanoa: "Mene ja peseydy seitsemän kertaa Jordanissa, niin lihasi tulee entisellensä, ja sinä tulet puhtaaksi". Mutta Naeman vihastui ja meni matkaansa sanoen: "Katso, minä luulin hänen edes tulevan ja astuvan esiin ja rukoilevan Herran, Jumalansa, nimeä, heiluttavan kättänsä sen paikan yli ja niin poistavan pitalin. Eivätkö Damaskon virrat, Abana ja Parpar, ole kaikkia Israelin vesiä paremmat? Voisinhan minä yhtä hyvin peseytyä niissä tullakseni puhtaaksi." Ja hän kääntyi ja meni tiehensä kiukustuneena. Mutta hänen palvelijansa astuivat esiin ja puhuttelivat häntä ja sanoivat:

"Isäni, jos profeetta olisi määrännyt sinulle jotakin erinomaista, etkö tekisi sitä? Saati sitten, kun hän sanoi sinulle ainoastaan: 'Peseydy, niin tulet puhtaaksi'." **Niin hän meni ja sukelsi Jordaniin seitsemän kertaa, niinkuin Jumalan mies oli sanonut; ja hänen lihansa tuli entisellensä, pienen pojan lihan kaltaiseksi, ja hän tuli puhtaaksi.**
(2 Kuningasten kirja 5:1-14)

Aasa

Siihen aikaan tuli näkijä Hanani Aasan, Juudan
kuninkaan, tykö ja sanoi hänelle: "Koska sinä
turvauduit Aramin kuninkaaseen etkä turvautunut
Herraan, Jumalaasi, sentähden on Aramin
kuninkaan sotajoukko päässyt sinun käsistäsi.
Eikö etiopialaisia ja liibyalaisia ollut suuri
sotajoukko, eikö heillä ollut hyvin paljon
sotavaunuja ja ratsumiehiä? Mutta koska sinä
turvauduit Herraan, antoi hän heidät sinun
käsiisi. **Sillä Herran silmät tarkkaavat kaikkea
maata, että hän voimakkaasti auttaisi** niitä,
jotka ovat ehyellä sydämellä antautuneet hänelle.
Tässä sinä teit tyhmästi, sillä tästä lähtien on
sinulla yhä oleva sotia." Mutta Aasa vihastui
näkijään ja panetti hänet vankilaan, sillä niin
vihoissaan hän oli hänelle tästä. Myöskin
muutamille muille kansasta Aasa siihen aikaan
teki väkivaltaa. Aasan vaiheet, sekä aikaisemmat
että myöhemmät, katso, ne ovat kirjoitettuina
Juudan ja Israelin kuningasten kirjassa. Ja
kolmantenakymmenentenä yhdeksäntenä
hallitusvuotenaan **Aasa sairastui jaloistaan, ja
hänen tautinsa yltyi hyvin kovaksi. Mutta
taudissaankaan hän ei etsinyt Herraa, vaan
lääkäreitä.** (2 Aikakirja 16:7-12)

56

Jerobeam

Kun kuningas Jerobeam kuuli Jumalan miehen sanan, jonka hän huusi alttaria kohti Beetelissä, ojensi hän kätensä alttarilta ja sanoi: "Ottakaa hänet kiinni". **Silloin hänen kätensä, jonka hän oli ojentanut häntä vastaan, kuivettui, eikä hän enää voinut vetää sitä takaisin.** Ja alttari halkesi ja tuhka hajosi alttarilta, niinkuin Jumalan mies Herran käskystä oli ennusmerkin antanut. Silloin kuningas puhkesi puhumaan ja sanoi Jumalan miehelle: "Lepytä Herraa, Jumalaasi, ja rukoile minun puolestani, että minä voisin vetää käteni takaisin". **Ja Jumalan mies lepytti Herraa; niin kuningas voi vetää kätensä takaisin, ja se tuli entiselleen.**
(1 Kuningasten kirja 13:1-6)

Psalmit

Herra, minun Jumalani, sinua minä huusin, ja sinä paransit minut.
(Psalmi 30:2)

Kiitä Herraa, minun sieluni, äläkä unhota, mitä hyvää hän on sinulle tehnyt, hän, joka antaa kaikki sinun syntisi anteeksi ja **parantaa kaikki sinun sairautesi,**
(Psalmi 103:2-3)

Heidän sielunsa inhosi kaikkea ruokaa, ja he olivat lähellä kuoleman portteja. Mutta **hädässänsä he huusivat Herraa,** ja hän pelasti heidät heidän ahdistuksistaan. **Hän lähetti sanansa ja paransi heidät ja pelasti heidät haudasta.**
(Psalmi 107:18-20)

Hän parantaa ne, joilla on särjetty sydän, ja sitoo heidän haavansa.
(Psalmi 147:3)

Jesaja 53

Hän oli ylenkatsottu, ihmisten hylkäämä, kipujen mies ja sairauden tuttava, jota näkemästä kaikki kasvonsa peittivät, halveksittu, jota emme minäkään pitäneet.
Mutta totisesti, meidän sairautemme hän kantoi, meidän kipumme hän sälytti päällensä.
Me pidimme häntä rangaistuna, Jumalan lyömänä ja vaivaamana, mutta hän on haavoitettu meidän rikkomustemme tähden, runneltu meidän pahain tekojemme tähden.
Rangaistus oli hänen päällänsä, että meillä rauha olisi, ja **hänen haavainsa kautta me olemme paratut. (parannetut)**
Me vaelsimme kaikki eksyksissä niinkuin lampaat, kukin meistä poikkesi omalle tielleen.
Mutta Herra heitti hänen päällensä kaikkien meidän syntivelkamme.
(Jesajan kirja 53:3-6)

Loppusanat

Laadin tämän kirjan, jotta jokainen voisi muodostaa itse käsityksensä parantumisesta. Luotan Jeesuksen Kristuksen sanoihin, Pyhä Henki johtaa meidät kaikkeen totuuteen. Sillä paljon on turhan puhujia ja eksyttäjiä, varsinkin uskonnollisten ihmisten joukossa.

Meillä on paljon parempi liitto Jumalan kanssa kuin vanhan testamentin ihmisillä, ja jos he saivat kokea parantumista, niin kuinka paljon ennemmin me, jotka Jeesuksen Kristuksen kautta, olemme armosta saaneet tulla uuteen liittoon.

Haluaisin kiinnittää lukijan huomion sanoihin kirjan alussa, missä kerrotaan kaikkien parantuvan jotka tulivat tai tuotiin Jeesuksen Kristuksen luo.
Se kertoo meille mitä Hän tänään tekisi, jos Hän olisi paikalla.
Raamatun mukaan Hän on aina paikalla, muuttumattomana, ja siksi jokaisella on mahdollisuus parantua tänä päivänä, Jeesus Kristus on sama tänään, Hän ei koskaan muutu.

Sillä missä kaksi tahi kolme on kokoontunut minun nimeeni, **siinä minä olen heidän keskellänsä.**"
(Matteuksen evankeliumi 18:20)

Jeesus Kristus on sama eilen ja **tänään** ja iankaikkisesti. (Kirje heprealaisille 13:8)

-Ja katso, minä olen teidän kanssanne **joka päivä** maailman loppuun asti."
(Matteuksen evankeliumi 28:20)

Vaikka tässä kirjassa ei ole jokaista parantumiskohtaa Raamatusta, niin aivan kylliksi kuitenkin jotta voimme nähdä totuuden.
Lue Jumalan Sanaa yhä uudelleen ja uudelleen.
Sanassa on elämä, ja Jeesuksen Kristuksen kautta taivas on sinulle auki, sepposen selällään.
Sinulle on annettu oikeus luottaa Jumalaan, joka on sanonut itsestään:
MINÄ OLEN HERRA SINUN PARANTAJASI.
Eikö ole todella ihmeellistä, että meillä on sellainen Jumala.
Älä anna kenenkään riistää sitä totuutta itseltäsi.
Jumala rakastaa sinua, ja Jeesuksen veressä olet päässyt niin lähelle. Hän kuulee sinua.

mutta nyt, kun olette Kristuksessa Jeesuksessa, olette te, jotka ennen olitte kaukana, päässeet lähelle Kristuksen veressä. (Kirje efesolaisille 2:13

-Totisesti, totisesti minä sanon teille: jos te anotte jotakin Isältä, on hän sen teille antava minun nimessäni. Tähän asti te ette ole anoneet mitään minun nimessäni; anokaa, niin te saatte, että teidän ilonne olisi täydellinen. (Johanneksen evankeliumi 16:23-24)

Tunnustakaa siis toisillenne syntinne ja rukoilkaa toistenne puolesta, että te parantuisitte; vanhurskaan rukous voi paljon, kun se on harras. (Jaakobin kirje 5:16)

-Mooses huusi Herran puoleen sanoen: "**Oi, Jumala! Paranna hänet!**"(Mooseksenkirja12:13)

…sinun uskosi on tehnyt sinut terveeksi. Mene rauhaan ja **ole terve vaivastasi.**" (Markuksen evankeliumi 5:34)

Ole siunattu meidän Herramme Jeesuksen Kristuksen nimessä, Amen.

www.ingramcontent.com/pod-product-compliance
Lightning Source LLC
Chambersburg PA
CBHW071342290326
41933CB00040B/2088